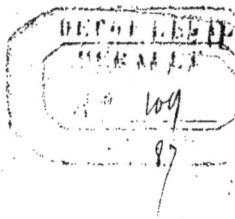

COMMISSION

DES BAINS DE MER

DE

PALAVAS

RAPPORT présenté par **M. H. BLAISE,**

PROFESSEUR-AGRÉGÉ A LA FACULTÉ DE MÉDECINE

ET

PROCÈS-VERBAUX des séances de la Commission.

MONTPELLIER

TYPOGRAPHIE DE BOEHM ET FILS, RUE D'ALGER, 10

ÉDITEURS DU MONTPELLIER MÉDICAL.

1887

COMMISSION

DES BAINS DE MER

DE

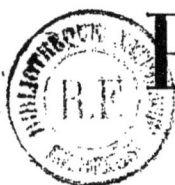

PALAVAS

RAPPORT présenté par M. H. BLAISE,

PROFESSEUR-AGRÉGÉ A LA FACULTÉ DE MÉDECINE

ET

PROCÈS-VERBAUX des séances de la Commission.

MONTPELLIER

TYPOGRAPHIE DE BOEHM ET FILS, RUE D'ALGER, 10

ÉDITEURS DU MONTPELLIER MÉDICAL.

1887

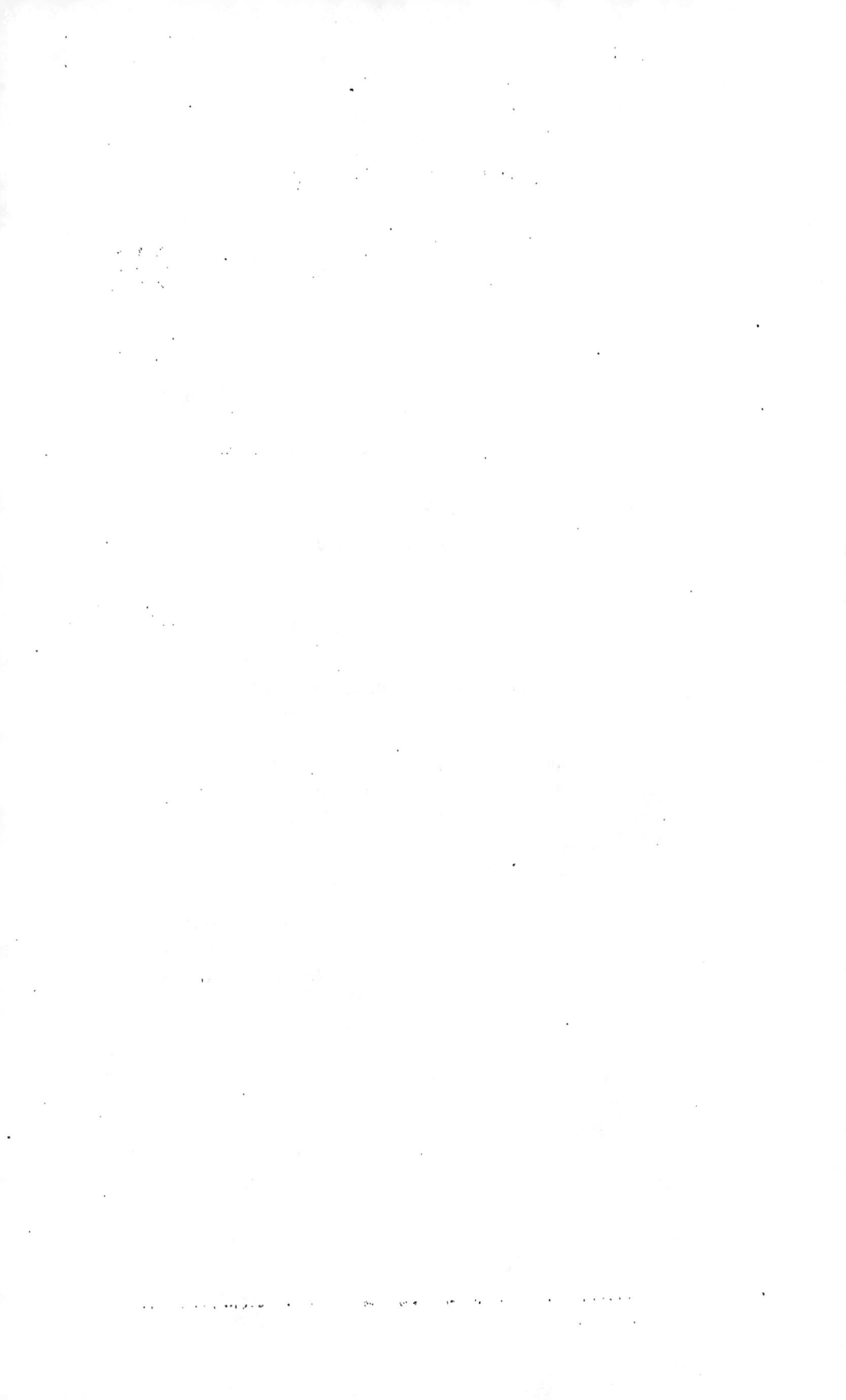

COMMISSION

DES

BAINS DE MER DE PALAVAS

RAPPORT présenté par M. H. BLAISE, Professeur-Agrégé à la Faculté de Médecine.

MESSIEURS,

Le 3 mars 1887, à 8 heures du soir, de nombreuses personnes se réunissaient à la mairie sur la convocation de MM. Matte, Martin et Audibert. L'objet de la convocation était la création, à Palavas, de baraquements destinés à abriter les indigents pendant la saison des bains de mer.

La réunion, tout en approuvant l'idée des organisateurs, a pensé qu'il y avait beaucoup à faire pour améliorer réellement un service aussi important que celui des bains de mer. Après avoir discuté la réorganisation complète de ce service et la création, à Palavas, d'un hôpital maritime, elle a désigné une Commission pour étudier ces questions et rechercher les moyens d'aboutir à la réalisation de toutes les réformes nécessaires.

Cette Commission fut ainsi composée : MM. Benoît, doyen honoraire de la Faculté de Médecine, administrateur des Hospices ; H. Blaise, professeur-agrégé à la Faculté de Médecine, conseiller d'arrondissement ; Espagne, médecin du Bureau de Bienfaisance ; Picheral, docteur en médecine, inspecteur des établissements de Bienfaisance du département ; Vidal-Cambou, administrateur du Bureau de Bienfaisance ; Matte, industriel, conseiller d'arrondissement ; Martel, propriétaire.

Après avoir désigné M. Benoît comme président, la Commission s'est acquittée de sa tâche et a chargé son secrétaire, M. Blaise, de rédiger un Rapport. C'est ce Rapport, Messieurs, que je viens vous lire au nom de la Commission.

Indiquer l'importance des services que peut rendre la mer dans le traitement d'un grand nombre de maladies, montrer comment l'Assistance publique utilise cette précieuse ressource que la nature a placée à nos portes, faire ressortir l'insuffisance absolue de l'organisation actuelle du service des indigents indiquer enfin les désidérata et les moyens de les réaliser : telle est la tâche importante qui incombe à la Commission.

Il convient donc d'exposer tout d'abord les avantages considérables que la thérapeutique peut retirer de la mer. Ces avantages, sans être méconnus d'une manière générale, sont encore mal appréciés par bien des gens, et il importe que le public soit renseigné exactement sur l'importance de la thalassothérapie.

La thalassothérapie, ou traitement par la mer, comprend, non seulement le bain de mer, mais aussi la vie sur la plage, dans l'atmosphère marine. On emploie de préférence dans certains cas le bain de piscine avec l'eau de mer chauffée. On complète le traitement par l'exercice en plein air et la gymnastique. Enfin, dans certaines stations, on administre l'eau de mer à l'intérieur.

Un mot sur chacun de ces éléments.

Le bain de mer agit et par l'action topique de l'eau et par l'excitation de la lame. L'action topique de l'eau est due à sa minéralisation spéciale et à sa température. Par sa minéralisation, dont la caractéristique est le sel de cuisine, la mer occupe le premier rang parmi les eaux chlorurées sodiques fortes. Quant à sa température, elle varie pour nos côtes méditerranéennes, pendant les trois mois d'été, entre 18° et 26° C. Au point de vue thermique, le bain de mer est donc un bain froid ou frais. Mais son action est bien distincte de celle du bain froid ordinaire. L'excitation spéciale de la lame et la constitution chimique du liquide corrigent les dépressions excessives que pourrait produire la température de l'eau. L'excitation de la peau donne une force de résistance plus grande à l'organisme et facilite le mouvement d'expansion qu'on désigne habituellement sous le nom de réaction.

L'action topique ne se borne pas à une excitation spéciale du système nerveux périphérique, produisant par action réflexe une suractivité fonctionnelle de tous les organes, un réveil de toutes les fonctions. La peau subit une sorte d'imbibition par le sel, qui la raffermit, la tonifie et augmente les échanges nutritifs. Cette action locale, qui se traduit quelquefois par une véritable poussée cutanée, sous forme d'éruptions variables, explique en partie l'influence modificatrice de la mer sur les lésions cutanées, auxquelles elle donne, pour ainsi dire, le coup de fouet nécessaire à la guérison.

Cette action excitante spéciale du bain de mer nous permet aussi de comprendre l'intolérance de certaines personnes particulièrement nerveuses et impressionnables, la nécessité de préparer un certain nombre de malades au bain à la lame par des bains d'eau de mer tiède à température décroissante, la contre-indication de l'emploi du bain dans certains cas. Comme conséquence pratique, il résulte de ces données que le bain de mer est une arme à double tranchant pouvant faire beaucoup de bien, mais aussi beaucoup de mal, et dont la réglementation doit être confiée à un homme de l'art.

Le complément nécessaire de l'action du bain est la vie dans l'air marin. Sa constitution chimique spéciale, sa densité, sa température plus constante que celle de l'atmosphère terrestre, font de l'air marin un modificateur aussi puissant que le bain de mer lui-même. L'atmosphère marine agit sur l'ensemble de l'organisme. Elle tonifie la peau, facilite l'hématose, excite l'appétit, régularise les fonctions digestives, rend la nutrition plus active. Aussi, sous son influence, voit-on renaître rapidement ces jeunes créatures qu'ont étiolées l'air impur des grandes cités et l'atmosphère infecte des logements insalubres.

L'eau de mer chaude est employée en bain de piscine ou en douches. Elle a ses indications spéciales. Employée chez les jeunes enfants, chez les personnes trop impressionnables, pour certaines lésions scrofuleuses qui ne peuvent supporter le bain à la lame, elle rend de réels services, surtout lorsque son action est aidée par toutes les ressources d'une hygiène appropriée.

L'eau de mer en boisson est un agent thérapeutique précieux qui serait certainement beaucoup plus utilisé s'il n'existait pas en quantité aussi énorme. Aussi Fonssagrives a-t-il écrit avec raison que «si le lit de l'Océan venait à se tarir et si l'eau de mer se réduisait à trois ou quatre griffons, les malades viendraient des quatre coins du monde y appliquer leurs lèvres». A la dose de deux à trois verres, l'eau de mer purge énergiquement. Prise en quantité plus faible, elle est laxative, et à la dose de quelques cuillerées à un demi-verre c'est un tonique et un fondant amenant la résolution des engorgements scrofuleux.

Nous ne parlerons, que pour les mentionner, des compresses d'eau de mer, de l'enveloppement dans le sable, des cataplasmes de plantes marines, qui trouvent leurs indications spéciales.

Enfin l'hygiène alimentaire joue un rôle important dans la

cure des malades. Une bonne nourriture, dont les principaux
éléments sont puisés sur place ét consistent en poissons et
mollusques, vient compléter heureusement l'action des autres
agents de la médication marine.

Ces quelques données médicales, aussi résumées que possible, étaient indispensables à l'intelligence de la question que
nous agitons. Mais, pour mieux faire saisir encore l'étendue
des services qu'une station marine est appelée à rendre et l'importance du but que la Commission poursuit, il convient de
vous indiquer rapidement les états morbides auxquels s'adresse
la thalassothérapie.

En tête des maladies auxquelles convient l'eau de mer, il faut
inscrire la scrofule et le lymphatisme, qui n'est qu'une forme
atténuée de la scrofule. C'est surtout dans ces formes, qui se
traduisent par des lésions superficielles de la peau et des mu-
queuses, avec engorgement des tissus cellulaire et ganglion-
naire, qu'on obtient des résultats qui, comme sûreté et promp ti-
tude, dépassent de beaucoup tout ce qu'on peut obtenir par la
médication interne habituelle. Cependant certaines lésions
oculaires chroniques, certains eczémas, certaines otites chroniques avec ou sans lésions osseuses, sont peu améliorés ou
restent stationnaires. Il est même certaines manifestations
avancées, accompagnées de détérioration de l'organisme, telles
que tumeurs blanches, ulcères, pour lesquelles le bain de mer
n'est utilisable que lorsque la période d'activité morbide a dis-
paru et qu'elles sont parvenues à une phase d'élimination ou de
suppuration. Dans ces cas, la bain de mer tiède sera bien pré-
férable au bain à lame.

Je dois ajouter, à propos de la scrofule, qu'on ne saurait trop
combattre cette maladie. Nous devons utiliser les moyens thérapeutiques les plus efficaces, non seulement dans le but de
remédier à la scrofule elle-même, mais aussi de restreindre le
champ de la phtisie, de cette terrible maladie qui décime si
cruellement les populations urbaines. On sait quel contingent
les scrofuleux fournissent à la phtisie. Et d'ailleurs, les récents
progrès de la science ne font-ils pas considérer le plus grand
nombre des manifestations de la scrofule comme des cas de
tuberculose locale ? Que la scrofule reste en possession de tout
son domaine primitif ou que le plus grand nombre de ses manifestations rentre dans le cadre de la tuberculose, il n'en reste
pas moins démontré que ce que la clinique a appelé diathèse
scrofuleuse constitue le terrain le plus favorable à l'éclosion de

la tuberculose pulmonaire. Cette donnée nous suffit pour trai- ter la scrofule de la façon la plus efficace, par une thalassothé- rapie complète, non seulement pour guérir les scrofuleux, mais aussi pour limiter le nombre des phtisiques.

Une autre maladie très commune dans l'enfance, le rachi- tisme, est aussi très heureusement modifiée par le bain de mer. C'est surtout ici que les moyens adjuvants : vie en plein air, eau en boisson, exercices gymnastiques, sont utiles. L'ortho- pédie complète d'ailleurs les résultats obtenus. Mais on n'arrive à un résultat définitif, avec modifications sérieuses des dévia- tions du tronc et des membres, qu'après plusieurs années de mer consécutives.

Il est une catégorie spéciale de la population française qui, au point de vue pathologique, se rapproche beaucoup des en- fants : c'est la population militaire. D'après M. Amat, médecin major et auteur d'un excellent travail sur le traitement mari- time de la scrofule, « les rapports adressés annuellement au Con- seil de santé des Armées sont unanimes à constater la guérison ou l'amélioration éprouvée par les jeunes soldats porteurs de l'adénite scrofuleuse, si fréquente dans les premiers temps de la vie militaire ». Bien que les conseils de revision écartent les jeu- nes gens atteints de scrofule manifeste, il est un certain nombre de lymphatiques, aux apparences robustes, à tissu cellulo-adi- peux très développé, qui, placés dans des conditions favorables (froid, humidité, mauvaise hygiène), réalisent toute la gamme des lésions scrofuleuses. Ce contingent morbide est, dans notre région, envoyé à Cette, où le traitement marin donne les meil- leurs résultats.

La mer modifie aussi très avantageusement certaines formes spéciales d'anémie ou de chloro-anémie sous la dépendance d'une croissance trop rapide, d'études excessives chez les en- fants ou les adolescents.

Les maladies de la femme méritent dans cette nomenclature une mention spéciale. La chlorose liée à une menstruation irrégulière, avec ou sans écoulement leucorrhéique, à la con- dition qu'elle ne s'accompagne pas d'un éréthisme nerveux trop accusé, est le plus souvent guérie par l'emploi prolongé de la mer.

Certains hypochondriaques, certaines hystériques même, peuvent retirer des avantages sérieux d'un traitement thalasso- thérapique prudemment institué.

Enfin on ne se rend pas toujours au bord de la mer dans le

but de faire une cure. Beaucoup de personnes qui habitent les grands centres de population vont à la campagne pour changer d'air et se rendent souvent de préférence sur les côtes maritimes. Cette préférence tient aux qualités particulièrement vivifiantes et fortifiantes de l'air marin.

Comme vous le voyez, la clientèle des stations marines est une clientèle très nombreuse composée de malades, de personnes saines et surtout d'habitants des grandes villes. Cette clientèle se répartit en France dans les différentes stations de l'Océan et de la Méditerranée. Mais, hâtons-nous de le dire, bien que l'hydrothérapie marine ait pénétré dans nos mœurs, la place qu'elle occupe dans notre pays n'est pas à comparer à celles que lui assignent des nations voisines, telles que l'Italie, qui comptent des établissements nombreux et bien aménagés.

Dans notre pays, la station marine de Berck-sur-Mer occupe le premier rang. Situé dans le Pas-de-Calais, Berck est un grand village peuplé de pêcheurs et de marins. L'administration de l'Assistance publique de Paris a fait construire sur sa vaste et magnifique plage un établissement où sont traités les indigents de la capitale. Grâce à des conditions climatériques spéciales, les enfants peuvent continuer, pendant la plus grande partie de l'hiver, à vivre en plein air sur cette plage, condition des plus avantageuses pour le traitement, souvent prolongé, que nécessite l'état des malades.

L'installation primitive a été d'abord des plus rudimentaires.

Les bâtiments, construits avec des planches de sapin, comprenaient deux corps de logis, à grand axe perpendiculaire à la plage, reliés par une grande galerie vitrée. A ces bâtiments fut annexée une construction basse pour les différents services afférant à l'établissement. Le rez-de-chaussée des deux grands corps de logis servait de réfectoire, de salle de travail et de jeux. L'étage unique situé au-dessus servait de dortoir. Les enfants n'y séjournaient guère que la nuit, aux heures des repas et par les temps de pluie ou de froid trop vif. Ils pouvaient d'ailleurs jouer et faire de la gymnastique dans une sorte de préau compris dans l'enceinte de l'établissement.

Cette installation primitive, aujourd'hui délaissée, suffisait pour une centaine d'enfants. Mais, dans la suite, des constructions nouvelles et mieux aménagées permirent de recevoir un nombre beaucoup plus considérable de malades. En 1866, déjà 500 enfants pouvaient y trouver place.

Il y a quelques jours seulement, sur la proposition de M. Navarre, le conseil municipal de Paris vient d'y décider la création de 366 lits nouveaux.

Les résultats obtenus à Berck sont des plus satisfaisants, ainsi que l'attestent d'importantes publications et en particulier le rapport de M. Bergeron, membre de l'Académie de Médecine.

Sur le littoral méditerranéen, la plage de Cette a été pendant longtemps seule à posséder une installation susceptible d'attirer les baigneurs. C'est grâce aux essais thérapeutiques de l'École de Montpellier et en particulier de Baumes, de Chrestien, de Delpech, que quelques cabanes d'abord, un établissement ensuite, furent installés à Cette. Chaque année, de nombreux baigneurs s'y rendent et le département y envoie les indigents. Cet établissement, dont l'insuffisance est notoire, rend néanmoins de grands services, ainsi que l'atteste le témoignage de tous les cliniciens de Montpellier.

L'Assistance publique de Nimes a aménagé au Grau-du-Roi une installation très modeste où se rendent également un certain nombre de malades.

Enfin Palavas, bien que ne disposant d'aucune installation spéciale, attire, par sa situation avantageuse et les qualités de sa plage, un nombre de malades dont la provenance est des plus variées et qui va croissant chaque année. C'est à Palavas que le Bureau de Bienfaisance de Montpellier envoie les malades indigents de notre ville.

Les résultats obtenus dans cette localité par les médecins du Bureau de Bienfaisance, qui pourraient être des meilleurs, ont jusqu'ici laissé beaucoup à désirer. C'est que l'Administration du Bureau de Bienfaisance ne dispose, pour le service des bains de mer, que d'une somme de 800 fr. Grâce à un traité intervenu entre cette Administration et la Compagnie de l'Hérault, cette dernière consent, moyennant 0 fr. 50 par tête, à prendre les indigents par le premier train pour les ramener à 11 heures du matin en ville. Le crédit annuel de 800 fr. permet donc d'accorder 1,600 voyages. Ces 1,600 voyages sont répartis par les trois médecins titulaires et le médecin adjoint entre les plus nécessiteux. Ils ne correspondent pas d'ailleurs à 1,600 bains. Tous les enfants doivent être en effet accompagnés par une personne adulte à laquelle il faut accorder également le voyage gratuit. Il en résulte que, la répartition faite, 220 malades environ arrivent à bénéficier des bains de Palavas. Il va sans dire qu'un nombre assez no-

2

table de personnes intéressantes est forcément éliminée. Or à chaque indigent est allouée une moyenne de 6 à 7 bains, chiffre absolument insuffisant pour une cure sérieuse. Il y a plus : avec ce régime, les malades séjournent à peine quatre heures par voyage au bord de la mer et ne peuvent guère compter sur ce modificateur important qui s'appelle la vie dans l'atmosphère marine. Enfin les bains sont administrés sans autre surveillance que celle de la mère, d'une parente, quelquefois même d'une étrangère. Ils ne sont forcément l'objet d'aucune réglementation, et sont par suite, dans certains cas, plus nuisibles qu'utiles.

Il convient d'ajouter qu'un certain nombre d'indigents de la ville sont envoyés à l'établissement de Cette, où ils séjournent pendant toute la durée de leur cure. Ce résultat est obtenu à l'aide du crédit annuel voté par le Conseil général pour les indigents du département. Comme on ne peut, dans la répartition, affecter à Montpellier qu'une part limitée de ce crédit, il en résulte que le nombre des indigents de la ville qui en bénéficient est assez restreint. C'est donc Palavas qui constitue la grande ressource de notre Bureau de Bienfaisance.

Vous savez maintenant comment est utilisée cette ressource si précieuse, combien sont restreints les avantages qu'elle procure par suite de l'insuffisance des crédits dont dispose le Bureau de Bienfaisance. Rien n'est plus éloquent que l'exposé de l'organisation actuelle du service. Il parle assez haut dans le sens d'une réforme, et d'une réforme radicale. Il est presque honteux, disait avec raison M. le doyen Benoît, que Montpellier, ville médicale, soit resté jusqu'aujourd'hui sans utiliser complètement les ressources que la mer offre pour ainsi dire à ses portes, alors que sa population compte un si grand nombre de lymphatiques. Il convient d'ajouter qu'une ville qui s'est montrée si soucieuse des intérêts des indigents, en affectant des sommes considérables à une installation convenable de ses services hospitaliers, ne saurait manquer de prêter le concours le plus actif à une meilleure organisation du service des bains de mer.

Et maintenant, quel est le but à atteindre ? Doit-on simplement répondre au désir exprimé par les promoteurs de la première réunion de la Mairie ? Doit-on chercher à accorder un nombre plus considérable de bains à tous les indigents qui peuvent en avoir besoin ? Le premier résultat est facile à atteindre, mais il ne comporte qu'un progrès insignifiant. Pour arriver au

second, une simple augmentation du crédit annuel serait suffisante. La Commission pense qu'il convient d'obtenir au plus
tôt ces améliorations, mais elle estime que, même avec ces der-
nières, l'organisation du service resterait des plus défectueuses.
Ce qu'il faut en effet, comme nous l'avons exposé plus haut, pour
que le malade obtienne du traitement thalassothérapique les
avantages qu'il est en droit d'espérer, c'est la vie en plein air
prolongée pendant toute la durée du traitement, avec le changement d'occupations et les distractions qu'elle comporte; c'est
l'exercice, une bonne nourriture composée de préférence d'ali-
ments marins. Tous ces compléments indispensables du traitement ne peuvent être utilisés qu'à la condition de posséder à
Palavas une installation complète qui permette de loger les
malades en traitement.

La Commission pense donc qu'elle doit chercher par tous les
moyens à améliorer la situation actuelle et, de plus, aborder dès
aujourd'hui la solution radicale du problème, à savoir : la création, à Palavas, d'une station marine. Elle n'a pas la prétention
d'obtenir cet établissement à bref délai, mais elle considère
comme un devoir de proclamer la nécessité absolue de sa création. L'idée de cette création n'est d'ailleurs pas nouvelle. Elle
a déjà préoccupé certains Corps élus. C'est ainsi que votre rapporteur en saisissait, au mois d'août 1886, le Conseil d'arrondissement par un vœu qui était adopté à l'unanimité des membres de ce Conseil. C'est ainsi que le Conseil général était,
quelques jours après, saisi d'un vœu analogue émanant du
Bureau de Bienfaisance. L'Assemblée départementale n'a
voulu voir dans cette affaire «qu'une œuvre purement locale,
de laquelle tous les malades ne pourraient profiter que si l'installation était au moins aussi confortable que celle des hospices de Cette». Elle a pensé qu'il y avait lieu «d'attendre la
réalisation de l'œuvre projetée pour examiner la question de
savoir dans quelle mesure le département pourra en user pour
l'entretien de ses malades indigents». Nous pensons que le
Conseil général, suffisamment éclairé, reviendra sur cette
appréciation. D'ailleurs, il résulte des termes mêmes par les-
quels cette Assemblée a formulé son opinion qu'elle accorde-
rait son concours financier à la station qui réaliserait les conditions les plus avantageuses pour les indigents. Avec un
établissement bien aménagé, Palavas réaliserait certainement
ces conditions et pourrait obtenir du département le secours
actuellement accordé au Lazaret de Cette. Il pourrait également obtenir le concours de l'Administration des Hospices de

notre ville, qui enverrait de préférence ses malades à Palavas, au lieu de les envoyer à Balaruc. On pourrait enfin passer des contrats avec d'autres villes du département et même avec des départements voisins. Ces résultats seraient d'autant plus faciles à atteindre que Palavas, par sa situation spéciale, obtiendrait facilement la préférence sur les autres stations marines de la région.

D'ailleurs, il conviendrait que la ville accordât une subvention annuelle plus sérieuse. Une somme assez importante serait nécessaire pour subventionner convenablement le service des bains de mer, tel qu'il résulterait de la création de la station marine. Le but à atteindre consiste en effet à entretenir, à Palavas, les indigents pendant toute la durée de leur traitement. Si l'on part de cette donnée, qu'il y aurait 250 enfants de Montpellier à entretenir pendant vingt jours, il faudrait, à raison de 1 fr. 25 par jour et par tête, une somme de 6.250 fr. J'indique ce chiffre de 1 fr. 25 parce qu'il suffit aux hôpitaux et leur permet même de réaliser des bénéfices. En résumé, une somme annuelle assez ronde est nécessaire pour le bon fonctionnement du service, tel que nous le désirons. Une partie de cette somme pourrait être trouvée dans les bénéfices qui résulteraient de l'entretien des malades payants, auxquels on réserverait un ou plusieurs pavillons spéciaux et spécialement aménagés. Le complément serait fourni par les allocations diverses dont nous avons parlé.

Pour la création de la station marine, la Commission estime qu'il faut faire appel à l'initiative individuelle.

Cette initiative individuelle pourrait être sollicitée par une Commission nouvelle, munie de pleins pouvoirs pour recueillir les fonds et diriger l'entreprise. Les fonds seraient obtenus, soit par voie de souscription, soit au moyen d'une société anonyme par actions, ou par tels procédés que la Commission jugerait convenables. Il va sans dire que pour une pareille œuvre, essentiellement humanitaire et nullement politique, il conviendrait de convier tous les hommes de bonne volonté, sans distinction de parti, et de solliciter le précieux concours de tous nos journaux.

Pour ce qui concerne l'exécution, il serait bon de suivre l'exemple de ce qui a été fait à Berck : commencer par des baraquements peu coûteux permettant d'organiser au plus tôt et à peu de frais les différents services. On pourrait ainsi, dès cette année, atteindre un premier résultat.

A l'installation première seraient adjoints plus tard, dès que les ressources le permettraient, d'autres bâtiments qui compléteraient l'œuvre projetée. Ces constructions, d'ailleurs très légères, avec un seul étage dont le plancher serait à 1 mètre environ au-dessus du sol, pourraient être faites, soit en planches, soit en briques, soit en pisé. Elles n'exigeraient qu'un capital peu considérable. Les dépenses relatives à l'achat du mobilier atteindraient probablement un chiffre plus élevé. Mais on obtiendrait certainement des personnes charitables l'argent nécessaire à la fondation d'un certain nombre de lits. Des dotations de ce genre, très fréquemment faites à tous les hôpitaux, pourraient alléger sérieusement les charges de l'entreprise. Enfin il y aurait lieu d'organiser une surveillance médicale. En attendant mieux, un élève qui aurait fait preuve de connaissances spéciales suffirait à assurer le service.

L'installation d'une station marine, tel est donc le désidératum complet. La Commission estime d'ailleurs qu'on ne saurait faire aucune objection sérieuse au choix de Palavas, que certaines personnes considèrent encore, bien à tort, comme présentant des conditions d'insalubrité. Palavas, par sa situation et surtout en raison de sa proximité d'une grande ville comme Montpellier, offrant toutes espèces de ressources, remplit toutes les conditions désirables pour attirer le malade payant. C'est un village, mais un village qui, par sa proximité de Montpellier (12 kilom.), peut être considéré comme le port de cette ville. Grâce à la ligne ferrée, il suffit de vingt-cinq minutes pour aller de l'une à l'autre localité. Le malade installé à Palavas jouit donc de tous les avantages de la campagne et peut, à volonté, s'offrir commodément tous les plaisirs d'une grande ville. Il est peu de localités qui réalisent de meilleures conditions pour la réussite d'une station marine.

Enfin il convient de signaler, en terminant, les avantages matériels de toutes sortes dont Montpellier bénéficierait si Palavas devenait une station marine prospère. Mais ce point de vue est pour nous absolument secondaire. Le seul qui puisse guider la Commission doit être en effet l'intérêt bien entendu des malades.

En résumé et comme conclusion :

1° Il convient de nommer dans la réunion d'aujourd'hui une Commission définitive, dite d'exécution, composée de personnes appartenant à tous les partis et en particulier des directeurs des quatre journaux politiques. Cette Commission sera chargée de se procurer les fonds nécessaires pour remplir le programme de réformes qui vient d'être indiqué.

2° La Commission exécutive pourrait, dès cette année, apporter d'importantes modifications au service des bains de mer par la création d'un premier groupe de baraquements, par l'augmentation du nombre de bains à accorder aux indigents, par un séjour plus prolongé de ces derniers au bord de la mer.

L'exécution des différentes parties du plan de réformes étant essentiellement subordonnée aux ressources dont disposera la Commission exécutive, il est, par suite, inutile de lui tracer d'avance un programme quelconque.

Procès-verbaux des séances de la Commission.

Séance du 6 mars 1887.

La Commission s'est réunie le dimanche 6 mars, à 3 heures du soir, dans le local de la Miséricorde.

Étaient présents : MM. les Drs Benoît, Blaise, Espagne et Picheral, et MM. Vidal-Cambon, Martel et Matte.

M. Castel, secrétaire du Bureau de Bienfaisance, assiste à la séance.

Sont nommés : président, M. Benoît ; secrétaire, M. Blaise.

M. BENOIT remercie la Commission de l'honneur qu'elle vient de lui faire en l'appelant à diriger ses travaux. Il rappelle le but que l'on doit poursuivre. La tâche comprend deux parties bien distinctes. Il faut d'abord multiplier le nombre des bains accordés aux indigents, le chiffre actuel étant insuffisant. Il faut ensuite rendre les bains de mer plus profitables. Avec le régime en vigueur, les indigents qui sont envoyés à Palavas prennent bien un certain nombre de bains, mais leur séjour au bord de la mer est trop court. Ils ne profitent guère que de la balnéation. Ce qui ne suffit pas. Il faudrait qu'ils pussent passer tout le temps intermédiaire aux bains à Palavas même, utilisant ainsi les avantages de la vie dans l'atmosphère marine. Il faut qu'à Montpellier on arrive à tirer un parti complet des ressources précieuses que la mer offre à nos portes pour le traitement des malades.

M. Benoît rappelle que, depuis longtemps déjà, les hôpitaux de la ville envoient leurs malades à Balaruc, qui, par sa situation sur l'étang de Thau, est absolument comparable à une station maritime. Pendant les quarante années qu'il a passées dans les établissements hospitaliers de Montpellier, soit comme médecin, soit comme administrateur, il a pu constater que les avantages obtenus étaient considérables. Mais il fait observer que les malades séjournent dans l'hôpital annexe de Balaruc pendant toute la durée du traitement, c'est-à-dire pendant deux à trois semaines. Aux effets de la balnéation s'ajoute donc l'action bienfaisante de la vie dans l'atmosphère marine, qui, comme l'a si justement fait remarquer M. Blaise à la réunion de la Mairie, rend si avantageux les résultats obtenus par la thalassothérapie.

Des considérations de même ordre pourraient être développées en ce qui concerne le Lazaret de Cette, le Grau-du-Roi, où les malades se trouvent dans les mêmes conditions et où de bons résultats ont été également obtenus.

L'excitation de toutes les fonctions produite par la vie en plein air, dans cet air marin à composition spéciale, le changement d'occupations, l'exercice, les distractions éprouvées par les malades, sont des éléments des plus utiles pour le succès du traitement. C'est en s'inspirant de ces données que l'Assistance publique de Paris a fondé la station de Berck, que le Bureau de Bienfaisance de Nimes a créé l'établissement du Grau-du-Roi.

En ce qui concerne les moyens propres à assurer la réalisation de l'œuvre, M. Benoît préconise surtout l'initiative individuelle. On trouverait, dit-il, beaucoup de personnes charitables qui donneraient l'argent nécessaire à la fondation de lits. Des dotations de ce genre sont faites très fréquemment à tous les hôpitaux. Les souscriptions pourraient contribuer dans une large mesure à la dépense nécessaire. Enfin bon nombre de malades payants pourraient être admis et seraient ainsi la source de revenus qui permettraient d'alléger les charges de l'entretien. Ils sont très nombreux ceux qui, pour une minime rétribution, s'empresseraient de profiter et des avantages de la mer et des soins du personnel médical. Il est presque honteux, dit en terminant M. Benoît, que Montpellier, ville médicale, soit resté jusqu'aujourd'hui sans utiliser complètement les ressources de la mer; alors que la population de la ville compte un si grand nombre de lymphatiques.

En résumé, exposer les désidérata, ouvrir des listes de souscription, provoquer les dotations particulières, intéresser la municipalité, les départements et l'État à notre œuvre : tel est, conclut M. Benoît, le devoir de la Commission.

M. Picheral demande si l'on doit s'occuper pour le moment de la création d'un hôpital à Palavas ou simplement des baraquements destinés à abriter les indigents pendant la saison prochaine, en réservant pour l'avenir la première question.

M. Blaise dit que rien n'empêche de poursuivre à la fois les deux buts. Il importe d'étudier la question tout entière, car il est urgent de modifier l'organisation actuelle, qui est des plus défectueuses.

M. Blaise donne lecture d'un passage du rapport de M. Bergeron, membre de l'Académie de Médecine, sur les résultats obtenus à Berck-sur-Mer dans le traitement des enfants scrofuleux. Ce passage relate l'organisation primitive de l'établissement et les bons effets obtenus particulièrement en ce qui concerne certaines manifestations de la diathèse scrofuleuse pour lesquelles les soins hygiéniques et thérapeutiques ordinaires restent presque toujours inefficaces. M. Bergeron terminait son rapport, fait en 1866, en faisant des vœux pour que les diverses administrations de l'Assistance publique de tous les pays profitent d'une vérité aujourd'hui si scientifiquement établie, à savoir : que les eaux minérales chlorurées sodiques fortes et les bains de mer constituent la médication spécifique de la diathèse scrofuleuse. Il souhaitait que les Commissions hospitalières sortent le plus tôt possible de l'ornière de la routine, à l'exemple de l'Administration de Paris, et ne fassent plus traiter les scrofuleux dans les grands centres de population ; qu'elles créent enfin, comme à Berck, des hôpitaux maritimes.

M. Blaise a tenu à citer M. Bergeron à cause de sa grande autorité. Il s'agit là d'ailleurs d'un point sur lequel tout le public médical est d'accord, mais dont le public ordinaire ne connaît pas encore l'importance. C'est pourquoi M. Blaise a déposé, au mois d'août dernier, un vœu au Conseil d'arrondissement concernant la création, à Palavas, d'un hôpital maritime, vœu qui d'ailleurs a été adopté à l'unanimité des membres de ce Conseil.

Il faut employer contre la scrofule les moyens thérapeutiques les plus efficaces, non seulement dans le but de remédier à la scrofule elle-même, mais aussi en vue de restreindre le champ de la phtisie. On sait quel contingent les scrofuleux fournissent à la phtisie. Et d'ailleurs, les récents progrès de la science ne font-ils pas considérer le plus grand nombre des manifestations de la scrofule comme des cas de tuberculose locale ? Que la scrofule reste en possession de tout son domaine primitif ou que le plus grand nombre de ses manifestations rentre dans le cadre de la tuberculose, il n'en reste pas moins démontré que ce que la Clinique a appelé diathèse scrofuleuse constitue le terrain le plus favorable à l'éclosion de la tuberculose pulmonaire. Traitons donc les manifestations de la scrofule de la façon la plus efficace, par une thalassothérapie complète, non seulement pour guérir nos scrofuleux, mais aussi pour limiter le nombre de nos phtisiques.

M. Espagne constate que l'accord paraît unanime parmi les membres de la Commission en ce qui concerne le but à poursuivre. Il est même certain que si l'on disposait actuellement d'une somme d'argent suffisante, on pourrait, même d'ici au 1er juillet, édifier les constructions nécessaires à l'aménagement et au fonctionnement complet d'un service thalassothérapique. Mais il paraît certain qu'on ne disposera pas d'ici là de la somme nécessaire. M. Espagne n'a qu'une médiocre confiance dans le résultat que pourront fournir les souscriptions publiques. Il faut pourvoir au plus pressé, dit-il.

Il demande à M. Blaise si M. Bergeron ne mentionne pas dans son rapport l'abondance de l'eau potable à Berck-sur-Mer. Il craint que Palavas ne présente, à l'égard des eaux utilisables pour l'alimentation, des ressources insuffisantes. Il fait des ré-serves pour ce qui concerne l'aménagement des fosses d'ai-sance, la décomposition des matières fécales qui pourraient devenir l'origine de maladies infectieuses. Il termine en dé-clarant qu'un baraquement en planches serait suffisant pour l'année courante.

M. Vidal partage entièrement les idées qui ont été émises. Mais il faut avant tout envisager ce qu'on pourra faire pour l'année 1887. Or il existe entre la Compagnie d'Intérêt local et le Bureau de Bienfaisance un traité par lequel la Compagnie s'engage à prendre les indigents à 6 heures du matin pour les ramener à 11 heures en ville, moyennant une somme de 0 fr. 50 par tête. Si l'on faisait passer aux malades la journée entière sur la plage, la Compagnie, obligée de les ramener le soir à une heure où les trains sont encombrés, exigerait proba-blement des conditions pécuniaires moins avantageuses. Il faudrait donc, pour réaliser ce premier progrès qui consiste-rait à laisser les indigents pendant la journée entière à Pala-vas, une somme d'argent plus considérable que celle dont dis-pose actuellement l'Administration et qui ne s'élève qu'à 800 fr.

M. Benoit estime qu'il résulte de ce qu'on vient de dire que la tâche à accomplir a une portée immense. La première chose à faire est de faire pénétrer dans le public l'idée de son utilité. Il faut que les populations arrivent à se rendre compte de ce qu'on pourrait faire avec une bonne organisation. Ce qu'il faut dire au public, c'est qu'il convient d'augmenter nos ressources, afin d'améliorer tout d'abord et immédiatement la situation actuelle, mais que cette amélioration n'est rien en comparaison de ce qui est à faire. Avec ce que l'on donnera dès la première heure, nous ferons un peu mieux; mais, pour bien faire, beaucoup plus est nécessaire. Voilà, dit M. Benoît, la notion qu'il faut s'efforcer de propager.

M. Matte se demande si l'on ne pourrait pas, avec la somme affectée actuellement au transport des malades, fréter un ou deux omnibus qui pourraient transporter peut-être un plus grand nombre d'indigents et permettraient à ces derniers de rentrer le soir seulement en ville.

M. Benoit répond à M. Matte que le transport par omnibus présenterait pour un certain nombre de malades de graves inconvénients.

M. Espagne estime que la Compagnie du chemin de fer pourrait affecter au transport des indigents un wagon spécial qui serait ajouté au train du soir.

M. Martel pense qu'une demande en ce sens, appuyée par le Préfet et les Corps élus, pourrait être accueillie favorablement par la Compagnie. Pendant l'été 1886, cette dernière n'a pas hésité à organiser un train spécial pour les joueurs, qui rentraient ainsi dans la nuit à Montpellier.

M. Matte déclare qu'on trouverait facilement au moyen de souscriptions une somme de 1,200 à 1,500 fr. pour améliorer la situation dès cette année.

M. Benoit insiste sur ce fait, que dans le public l'œuvre dont la Commission s'occupe n'est pas comprise.

M. Blaise estime qu'il convient de faire, en conséquence, le plus d'agitation possible autour de la question. La presse se fera certainement un plaisir de recevoir toutes les communications qui pourront lui être adressées.

M. Picheral pense qu'il y aurait utilité à connaître exactement ce qui a été fait ailleurs dans le même sens. Il donne quelques renseignements sur l'installation de l'établissement du Grau-du-Roi et déclare que quelques malades payants de l'Ardèche et de la Lozère s'y rendent chaque année, constituant ainsi une source de revenus. En ce qui concerne Palavas, il ne serait peut-être pas impossible d'obtenir le concours du Conseil général de l'Hérault.

M. Benoit insiste sur les dépenses peu considérables que

nécessiterait la construction de l'hôpital maritime, étant donné qu'il ne s'agirait évidemment pas de constructions en pierre. Il donne un aperçu des locaux et de l'outillage nécessaires.

M. BLAISE estime qu'on pourrait, comme à Berck, commencer par des constructions modestes auxquelles seraient adjoints des locaux plus vastes, au fur et à mesure que les ressources le permettraient. Il conviendrait d'installer un service complet d'hydrothérapie, d'utiliser l'eau de mer chauffée, qui trouve son indication dans certaines lésions scrofuleuses pour lesquelles l'excitation trop forte, résultant de l'immersion dans la mer, serait nuisible. Un service de gymnastique serait également nécessaire, surtout pour les rachitiques.

M. MARTEL déclare qu'il emploie les bains d'eau de mer chauffée, et qu'il pourra les mettre à la disposition de l'Assistance publique avec un rabais de 50 %.

M. BENOIT rappelle que l'Administration des Hospices a acheté la campagne Fournier, sise à côté de l'hôpital suburbain. Cette campagne, dont le coût a été de 35,000 francs, est destinée à servir aux malades payants. Son excellent aménagement attirera certainement de nombreuses personnes et sera une source de bénéfices sérieux pour les hôpitaux. Rien n'empêcherait de suivre cet exemple pour l'hôpital maritime. A côté des locaux destinés aux indigents, on ménagerait une installation spéciale et commode pour les payants. Ces derniers, attirés en nombre suffisant, deviendraient une source de revenus capable d'atténuer ou de rendre presque nuls les frais d'entretien des indigents.

M. PICHERAL dit qu'on pourrait intéresser peut-être certains départements éloignés, comme celui du Rhône.

M. MARTEL se déclare prêt à faire une réduction de 50 % sur toutes les constructions qui pourraient être jugées nécessaires.

La Commission prend acte de cette déclaration.

M. BENOIT estime qu'il convient de nommer un rapporteur qui, s'inspirant des idées émises, sera chargé de faire un travail complet sur la question. Il désigne M. Blaise au choix de la Commission.

M. Blaise, nommé rapporteur, est prié de déposer au plus tôt son rapport.

M. MATTE demande enfin à M. Martel quelle est l'étendue de l'emplacement qu'il occupe à Palavas.

M. MARTEL répond qu'il occupe 7,700 mèt. carrés, soit environ 200 mèt. de long sur 40 de large.

Enfin M. MATTE émet l'idée de la création d'une société anonyme par actions qui trouverait les fonds nécessaires à l'entreprise.

La séance est levée à 5 heures.

Séance du 22 avril 1887.

La Commission s'est réunie le vendredi 22 avril, à 3 heures du soir, dans le local de la Miséricorde.

Étaient présents tous les membres de la Commission, à l'exception de M. Matte, qui se fait excuser.

M. BENOIT déclare qu'il s'est occupé, depuis la dernière séance, de la question de l'eau potable soulevée par M. Espagne. Les renseignements qu'il a recueillis lui permettent d'affirmer qu'on peut trouver dans les citernes de Palavas de l'eau de bonne qualité et en quantité suffisante.

M. ESPAGNE répond qu'il a vu des chalets dont l'eau était infecte. M. Benoît parle probablement de puits contenant de l'eau filtrée.

M. MARTEL déclare que l'eau de sa citerne est très bonne et qu'il en est de même de l'eau de toutes les citernes lorsque les propriétaires se donnent la peine de procéder chaque année au nettoyage des puits.

M. BLAISE donne lecture de son rapport, qui est adopté à l'unanimité, après quelques observations présentées par MM. Benoît et Espagne.

M. BENOIT insiste sur ce point, que dans l'allée et venue si rapide des indigents, telle que la comporte l'organisation actuelle du service, il y a de graves inconvénients, entre autres celui d'entraver la réaction, qui est quelquefois longue à se produire. En guérissant nos scrofuleux, dit-il, on ne les verrait plus passer de longs hivers dans nos hôpitaux, qu'ils encombrent et où ils dépensent de l'argent. On arriverait ainsi à réaliser des économies pour nos hospices.

M. BLAISE est prié d'adresser à tous les journaux une Note sommaire ayant pour but de provoquer une réunion publique qui appréciera le travail de la Commission et prendra les mesures nécessaires.

Réunion publique du 5 mai.

Le 5 mai, à 2 heures du soir, a eu lieu à la Mairie la réunion publique provoquée par la Commission.

M. Benoit, président, ouvre la séance en indiquant au public l'œuvre importante dont la Commission a été chargée. Rien ne saurait mieux faire apprécier ce travail accompli que la lecture des procès-verbaux des séances et du rapport de M. Blaise, secrétaire. Aussi M. Benoît donne-t-il immédiatement la parole à M. Blaise.

Ce dernier donne lecture du rapport, qui ne soulève aucune objection dans l'Assemblée.

On décide ensuite, conformément aux conclusions du rapport, de désigner une Commission définitive qui sera chargée d'exécuter le plan de réformes indiqué par la Commission d'initiative.

Cette Commission exécutive est ainsi constituée : M. le Maire de Montpellier, M. le Président du Conseil général, deux Conseillers municipaux désignés par leurs collègues, le Secrétaire de la Commission départementale, M. le Maire de Palavas, les Directeurs des quatre journaux politiques, invités eux-mêmes à désigner chacun deux personnes ; MM. Benoit, Combal, H. Blaise, Picberal, Espagne, Vidal-Cambon, Matte et Martel.

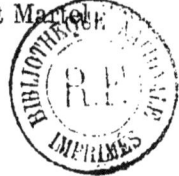

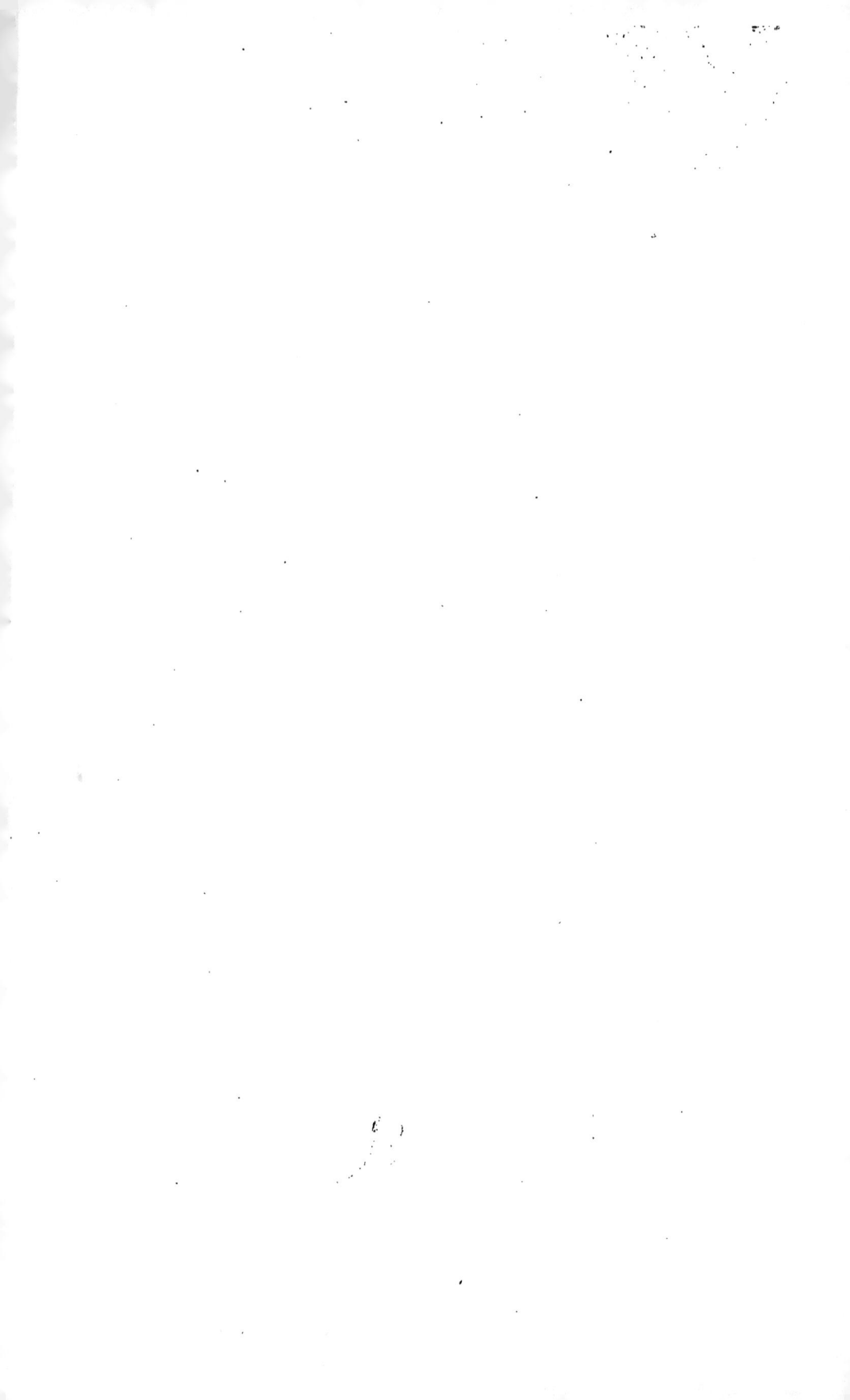

www.ingramcontent.com/pod-product-compliance
Lightning Source LLC
Chambersburg PA
CBHW060540200326
41520CB00017B/5308